BEI GRIN MACHT SICH IHR
WISSEN BEZAHLT

HF167223

- Wir veröffentlichen Ihre Hausarbeit,
  Bachelor- und Masterarbeit

- Ihr eigenes eBook und Buch -
  weltweit in allen wichtigen Shops

- Verdienen Sie an jedem Verkauf

Jetzt bei www.GRIN.com hochladen
und kostenlos publizieren

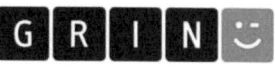

Behandlungsmaßnahmen nach der aktuellen Versorgungsleitlinie zur Therapie einer koronaren Herzerkrankung. Eine Fallstudie

Sarah Gerweck

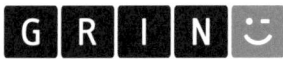

Bibliografische Information der Deutschen Nationalbibliothek:

Die Deutsche Nationalbibliothek verzeichnet diese Publikation in der Deutschen Nationalbibliografie; detaillierte bibliografische Daten sind im Internet über http://dnb.d-nb.de abrufbar.

ISBN: 9783346544483
Dieses Buch ist auch als E-Book erhältlich.

© GRIN Publishing GmbH
Nymphenburger Straße 86
80636 München

Druck und Bindung: Books on Demand GmbH, Norderstedt Germany
Gedruckt auf säurefreiem Papier aus verantwortungsvollen Quellen

Das Buch bei GRIN: https://www.grin.com/document/1152965

Pädagogische Hochschule Freiburg
MA Gesundheitspädagogik
Veranstaltung: Gesundheitspädagogik in Intervention und Rehabilitation
Sommersemester 2019

Hausarbeit

Thema:

Fallstudie

Inhaltsverzeichnis

I. Individual- und bevölkerungsmedizinische Perspektive

1. Aufgabe 1: Behandlungsmaßnahmen nach der aktuellen Versorgungsleitlinie zur Therapie einer KHK

Die Bundesärztekammer, Kassenärztliche Bundesvereinigung und die Arbeitsgemeinschaft der Wissenschaftlichen Medizinischen Fachangestellten (2019) veröffentlichten in diesem Jahr die aktuelle „VersorgungsLeitinie" für chronische koronare Herzkrankheiten (kurz: KHK). Die Behandlungsmaßnahmen umfassen sowohl konservative, nicht-medikamentöse Behandlungen im Sinne einer Sekundärprävention beziehungsweise eines Risikofaktorenmanagement als auch eine medikamentöse Therapie sowie einer Revaskularisationstherapie. Des Weiteren ist eine Leitlinie in Bezug auf rehabilitative Maßnahmen beinhaltet. Doch um eine geeignete Therapie auswählen zu können, ist eine gemeinsame Entscheidungsfindung sowie Therapieplanung von großer Bedeutung. Dies ist vor allem dann wichtig, wenn mehrere Therapiemöglichkeiten zur Verfügung stehen oder eine ungünstige Entscheidung schwerwiegende gesundheitliche Folgen für den Patienten haben könnte. Zudem soll durch eine gemeinsame Entscheidungsfindung die Compliance (Adhärenz) der Patienten in Bezug auf die gewählte Therapie gestärkt werden. In Punkt 2. Wird auf dieses Thema jedoch noch im genaueren eingegangen. Im Folgenden werden abgesehen von dem Risikofaktorenmanagement (= konservative, nicht-medikamentöse Therapien) die verschiedenen Behandlungsmöglichkeiten nach der Nationalen „VersorgungsLeitlinie" (2019) für chronische KHK kurz erläutert. Im Allgemeinen sollte eine Behandlung durch eine Reduktion der psychischen/somatischen Beschwerden und der Sicherung der Belastbarkeit grundsätzlich eine Verbesserung der Lebensqualität nach sich ziehen. Außerdem sollten kardiovaskuläre Folgekrankheiten vermieden sowie die Mortalität gesenkt werden. Die medikamentöse Therapie umfasst die Gabe von beispielsweise Thrombozytenaggregationshemmer, welche ein Verklumpen der Thrombozyten (Blutplättchen) vermeiden. Das kardiale Risiko steigt mit einer erhöhten Thrombozytenaggregation, was mithilfe von Medikamenten wie beispielweise ASS (Acetylsalicylsäure) gehemmt wird (Fischbach et al., 2008). Der Leitfaden unterscheidet bei diesen Empfehlungen jedoch nach klinischer Indikation (stabil vs. akut) und der vorausgehenden Therapie/Operation wie beispielsweise einer Stentimplantation. Dabei wird eine inneren „Stütze" für Blutgefäße angebracht (Metzler et al., 2007). Des Weiteren werden auch Betarezeptorenblocker empfohlen, welche die schädigenden Einflüsse der Stresshormone blockieren sollen. Auch die Prognose nach operativen Eingriffen verbessert sich durch die Gabe von Betarezeptorenblocker (Böttiger und Martin, 2001). Es werden im Leitfaden noch weitere medikamentöse Therapien beschrieben, auf die jedoch im Folgenden nicht weiter eingegangen wird da sie auch teilweise zur Risikofaktorenbehandlung gehören, auf die jedoch in dieser Fallstudie nicht eingegangen wird. Der nächste Therapieansatz bezieht sich auf die Revaskularisationstherapie, welche ebenfalls im Leitfaden aufgeführt ist. Hierzu gehören die Stent-Implantation sowie eine Bypass-Operation. Voraussetzungen für eine Revaskularisation sind zunächst eine stenosierende (Verengung auslösende) koronare Herzkrankheit. Eine Begleitbehandlung durch eine medikamentöse Therapie sowie eine Lebensstiländerung ist laut dem Leitfaden besonders angebracht. Bei der Frage der Auswahl der geeigneten Revaskularisationstherapie sollten sich die Ärzte in besonderen Fällen zusätzlich in einem Herzteam beraten. Zuletzt wird eine kardiologische Rehabilitation als wichtiger Baustein in einer erfolgreichen Patientenversorgung angesehen. Die kardiologische Rehabilitation wird in drei Phasen eingeteilt. Die erste Phase beschreibt eine bereits im Krankenhaus stattfindende Frühmobilisation. In der zweiten Phase folgt die Anschlussbehandlung (AHB) beziehungsweise Anschlussrehabilitation (AR) direkt beziehungsweise zeitnah nach dem Verlassen des Krankenhauses. Diese kann sowohl ambulant als auch stationär stattfinden. Zur dritten Phase gehört die anschließende Betreuung/Nachsorge des Hausarztes beziehungsweise eines Herzteams zu Hause. Dazu gehört beispielweise das Risikofaktorenmanagement beispielsweise im Sinne einer Medikamentenanpassung oder ähnlichem. Die Patienten sollten dementsprechend regelmäßig kontrolliert werden.

2. Aufgabe 2: Bezug zum Fallbeispiel: Welches Wissen ist für eine informierte Entscheidung bezüglich einer Therapiemaßnahme nötig?

Im Fallbeispiel geht es um Herrn Ströbel, ein 57-jähriger Schichtleiter in einem mittelständischen Unternehmen der Feinmesstechnik bei dem vor kurzem eine chronische koronare Herzkrankheit diagnostiziert wurde. Wie bereits in Punkt 1 erwähnt, ist eine gemeinsame Entscheidungsfindung sowie Therapieplanung von großer Bedeutung um eine geeignete Therapie für Herrn Ströbel auswählen zu können. Dies ist vor allem dann wichtig, wenn mehrere Therapiemöglichkeiten zur Verfügung stehen oder eine ungünstige Entscheidung schwerwiegende gesundheitliche Folgen für den Patienten haben könnte. Die Bundes Bundesärztekammer, Kassenärztliche Bundesvereinigung und die Arbeitsgemeinschaft der Wissenschaftlichen Medizinischen Fachangestellten (2019) geben in ihrer „ Nationalen VersorgungsLeitlinie" für chronische koronare Herzkrankheiten Empfehlungen für die gemeinsame Entscheidungsfindung und Therapieplanung zwischen dem Arzt und dem Patienten, worauf nun im Folgenden eingegangen wird. Die erste Voraussetzung für eine gemeinsame Entscheidungsfindung ist zunächst die Aufklärung von Herrn Ströbel über die anstehende Behandlungsentscheidung. Dazu gehört es ihm die gemeinsame Entscheidungsfindung zunächst anzubieten. Im Anschluss werden dem Patienten die verschiedenen Therapiemöglichkeiten mit ihren Vor- und Nachteilen ausführlich erläutert. Hierbei ist es besonders wichtig, dass das Aufklärungsgespräch auf aktuellen, evidenzbasierten (wissenschaftlich belegten) Patienteninformationen sowie Entscheidungshilfen beruht. Das Gespräch beziehungsweise die Informationen müssen für Herrn Ströbel verständlich formuliert sein und Fachbegriffe sollten unbedingt erläutert werden. Zusätzlich sollte noch darauf geachtet werden, dem Patienten nur relevante Informationen zu liefern. Das Verständnis des Patienten bezüglich der gegebenen Informationen sollte durch Nachfragen stets überprüft werden. Es muss außerdem unbedingt darauf geachtet werden, auf die Wünsche, Präferenzen und Ziele des Patienten einzugehen und diese zu berücksichtigen. So sollte Herr Ströbel motiviert werden seine individuellen Ziele in Bezug auf die Therapie zu äußern. Je nachdem in welcher Verfassung sich Herr Ströbel befindet, könnten die verschiedenen Therapiemöglichkeiten und ihre Nebenwirkungen unterschiedliche Auswirkungen auf ihn haben. Die Ziele könnten demnach ständig an den Behandlungsfortschritt beziehungsweise Zustand des Patienten angepasst werden. Der behandelnde Arzt sollte mit dem Patienten einen detaillierten Therapieplan ausarbeiten und schlussendlich für jeden Schritt nochmals die Zustimmung des Patienten einholen. Durch eine gemeinsame Entscheidungsfindung soll außerdem die Compliance (Adhärenz) der Patienten in Bezug auf die gewählte Therapie gestärkt werden. Um die Chance auf einen Therapieerfolg zu erhöhen, sollten die Selbstmanagement-Fähigkeiten in Bezug auf die chronische koronare Herzkrankheit von Herrn Ströbel gestärkt werden. Ihm sollte vom

5

Arzt ein Aufklärungsgespräch bezüglich des Risikofaktorenmanagement wie beispielsweise die Rauchentwöhnung gegeben werden. Außerdem Informationen bezüglich Alarmsymptome und dem allgemeinen Umgang mit Beschwerden wie beispielsweise Schmerzen. Herr Ströbel sollte außerdem emotionale, kognitive und verhaltensbezogene Fähigkeiten vermittelt werden, um das eigene Wohlbefinden und die Lebensqualität zu erhöhen beziehungsweise zu festigen. In Bezug auf Multimorbidität, was bei Herrn Ströbel nicht der Fall ist, sollte der Patient selbstständig entscheiden welche Krankheit für ihn behandlungsbedürftig erscheint (Bundesärztekammer, Kassenärztliche Bundesvereinigung und die Arbeitsgemeinschaft der Wissenschaftlichen Medizinischen Fachangestellten, 2019).

3. Aufgabe 3: Bezug zum Fallbeispiel: Unterstützungsmöglichkeiten des Betriebes

Herr Ströbel, ein 57-jähriger Mann bekam vor kurzem die Diagnose einer chronischen koronaren Herzkrankheit. Er arbeitet als Schichtleiter in einem mittelständischen Unternehmen der Feinmesstechnik. Die mit der Diagnose verbundenen körperlichen Beschwerden, Ängste und zudem die vermutlich längeren Ausfallzeiten auf der Arbeit machen eine Rückkehr für den Patienten nicht einfach (Wegewitz und Backé, 2017). Der Paragraph 167 Absatz 2 des neunten Sozialgesetzbuches (IX) besagt, dass nach sechs Wochen wiederholter oder ununterbrochener Arbeitsunfähigkeit das Angebot für ein betriebliches Wiedereingliederungsmanagement (kurz: BEM) erfolgen muss. Ob der Mitarbeiter daran teilnimmt, ist freiwillig. Das betriebliche Wiedereingliederungsmanagement bildet gemeinsam mit dem Arbeitsschutz und der betrieblichen Gesundheitsförderung das betriebliche Gesundheitsmanagement. Seit dem Jahr 2004 ist das BEM in Deutschland gesetzlich verankert. Es zielt darauf ab die Erwerbsfähigkeit der Mitarbeiter wiederherzustellen, beizubehalten und sogar zu fördern (Prümper et al., 2015). Im Zuge dessen sollen die Mitarbeiter mit zusätzlichen gesundheitsförderlichen Maßnahmen langsam wieder in ihre gewohnten Arbeitsabläufe integriert werden. Die betrieblichen Wiedereingliederungsmaßnahmen lassen sich in Primärprävention (noch keine Krankheit vorhanden), Sekundärprävention (Krankheit bereits vorhanden) und Tertiärprävention (Vermeidung von Folgekrankheiten) unterteilen. Da Herr Ströbel bereits eine chronische koronare Herzkrankheit diagnostiziert bekam, jedoch noch keine Therapie erfolgte, sind die sekundär- beziehungsweise tertiärpräventiven Wiedereingliederungsmaßnahmen hier von besonderer Bedeutung (Prümper et al., 2015). Es sollte davon ausgegangen werden, dass die berufliche Beanspruchung einen Einfluss auf die Entstehung der chronischen KHK gehabt haben könnte (Wegewitz und Backé, 2017). Daher wäre eine stufenweise Wiedereingliederung (SGB IX, §44) in diesem Fall eventuell angebrachter (Reibis et al., 2017). Die deutsche Rentenversicherung Bund veröffentlichte im Juli 2018 die zweite Auflage eines Leitfadens zum betrieblichen Eingliederungsmanagement. Nach diesem Leitfaden ist eine systematische Durchführung des BEM von großer Bedeutung. Die einzelnen Schritte dieses systematischen Ablaufs beginnen mit einer Arbeitsunfähigkeit, welche länger als sechs Wochen anhält. Daraufhin erfolgt ein Erstkontakt zu Herrn Ströbel, dem zunächst das BEM angeboten wird. Falls dieser nicht teilnehmen möchte, ist der Prozess direkt beendet. Falls er jedoch zustimmt, erfolgt ein Informationsgespräch bei dem Herr Ströbel über die Möglichkeiten und Limitationen des betrieblichen Eingliederungsmanagement aufgeklärt wird. Wichtig ist, dass der Mitarbeiter den Prozess jederzeit abbrechen kann. Im Anschluss findet ein Eingliederungsgespräch statt bei dem konkrete Maßnahmen geplant werden wie beispielsweise die Veränderung der Arbeitszeit beziehungsweise die teilweise Übertragung der Verantwortung, da Herr Ströbel als Schichtleiter vermutlich sehr gestresst ist und mit großer Wahrscheinlichkeit eine höhere Verantwortung als die anderen Mitarbeiter trägt. Sobald die Maßnahmen abgeklärt sind, werden sich auch direkt beziehungsweise zeitnah umgesetzt. Zuletzt sollte die Effektivität der Maßnahmen ständig überprüft werden, indem man beispielsweise Herr Ströbel direkt darauf anspricht (Deutsche Rentenversicherung Bund, 2018). Nach Ohlbrecht et al. (2018) ist eine erfolgreiche betriebliche Wiedereingliederung vor allem im Falle einer offenen, wertschätzenden und achtsamen Unternehmenskultur gegeben. Jedoch haben im Setting Betrieb Faktoren wie beispielsweise Konflikte einen weiteren Einfluss auf den Erfolg des betrieblichen Wiedereingliederungsmanagements auf die im Folgenden nicht weiter eingegangen wird.

4. Literaturverzeichnis

Bundesärztekammer (BÄK), Kassenärztliche Bundesvereinigung (KBV),
Arbeitsgemeinschaft der Wissenschaftlichen Medizinischen Fachgesellschaften
(AWMF). Nationale VersorgungsLeitlinie Chronische KHK – Langfassung, 5.
Auflage. Version 1. 2019

Böttiger, B. W., & Martin, E. (2001). Beta-Rezeptorenblocker verbessern postoperatives
Überleben koronarer Risikopatienten. *Deutsches Ärzteblatt, 98*(28-29).

Fischbach, W., Darius, H., Gross, M., Koop, H., Kruck, I., & Petersen, K. (2010).
Gleichzeitige Anwendung von Thrombozytenaggregationshemmern und
Protonenpumpeninhibitoren (PPIs). *Zeitschrift für Gastroenterologie, 48*(09),
1156–1163.

Metzler, H., Huber, K., Kozek-Langenecker, S., Vicenzi, M., & Münch, A. (2007).
Koronare Stents, duale Antiplättchentherapie und die perioperative Problematik.
Der Anaesthesist, 56(4), 401–412. https://doi.org/10.1007/s00101-007-1171-3

Ohlbrecht, H., Detka, C., Kuczyk, S., & Lange, B. (2018). Return to Work und Stay at
Work – Die Frage nach einem gelingenden betrieblichen
Eingliederungsmanagement. *Die Rehabilitation, 57*(03), 157–164.

Prümper, J., Reuter, T. & Sporbert, A. (Hrsg.) (2015). Betriebliches
Eingliederungsmanagement erfolgreich umsetzen. Ergebnisse aus einem
transnationalen Projekt. Berlin: HTW.

Reibis, R., Salzwedel, A., Falk, J., & Völler, H. (2017). Berufliche Wiedereingliederung
nach akutem Herzinfarkt. *DMW - Deutsche Medizinische Wochenschrift,
142*(08), 617–624. https://doi.org/10.1055/s-0042-124425

Wegewitz, U., & Backé, E. (2017). Unterstützung des Rückkehrprozesses bei Patienten
mit koronarer Herzkrankheit. *Fehlzeiten-Report 2017,* , 183–193.

.

.

II. Perspektive der Bewegung

1. Aufgabe1: Tabellarische Darstellung der Vor- und Nachteile verschiedener Bewegungsformen bzw. Sportarten

Körperliche Aktivität hat eine Reihe von positiven Effekten auf das Herz-Kreislauf-System. Hierzu gehören beispielsweise die Blutdrucksenkung, die Senkung der Fett- und Zucker-Werte im Blut sowie eine allgemeine Optimierung des Herz-Kreislauf-Systems. Umso öfter ein Herz-Patient Sport treibt, desto weniger Sauerstoff wird vom Herz benötigt, was eine steigende Belastungsfähigkeit zur Folge hat. Besonders das Ausdauertraining hat bei regelmäßiger Anwendung eine gefäßerweiternde Wirkung auf die Arterien und Venen, was die Wahrscheinlichkeit für ein Fortschreiten der Erkrankung verringert (Gehring und Klein, 2015). Im Folgenden werden die Vor- und Nachteile von verschiedenen Bewegungsformen/Sportarten in Bezug auf eine chronische koronare Herzkrankheit kurz dargestellt.

Sportart	Vorteile	Nachteile
Gehen	+ Risikoarm (Füzéki und Banzer, 2017) + Kardiales Risiko wird reduziert (Baumann, 2004) + leicht durchzuführen + zeitlich unabhängig + keine zusätzlichen Materialien benötigt + Natur kann von Stress ablenken + Leichtes Ausdauertraining + Beweglichkeitstraining → verbesserte Ressourcenausschöpfung (Gehring und Klein, 2015) + Transportaktivität (Abu-Omar und Rütten, 2006) + Senkt bei ausgiebiger Anwendung den Blutdruck (Iwane et al., 2000) sowie den Körperfettanteil (Thompson et al., 2004)	− Empfohlene Schritt-Anzahl liegt für Erwachsene bei 10.000 Schritte täglich → Bei moderatem Gehen entspricht das einem Zeitaufwand von 100 min/Tag → eventuell nicht immer umsetzbar (Graf, 2017a) − Andere Bewegungsformen mit intensiveren Belastungen haben einen höheren gesundheitlichen Nutzen → Dosis-Wirkungs-Beziehung (Graf, 2017a)

Sportart	Vorteile	Nachteile
Gartenarbeit	+ Gemütliche Gartenarbeit in manchen Fällen möglich + beispielsweise mithilfe von Hochbeeten + Natur kann von Stress ablenken (Gehring und Klein, 2015) + Gartenarbeit hat positive Effekte auf das psychische und physische Wohlbefinden + Auch ältere Personen mit nachlassenden kognitiven und physischen Fähigkeiten können davon profitieren (Guéguen et al., 2013)	– Hier hohes Risiko für Pressatmung – Ständiges Tragen, Heben und Bücken → nicht für jeden Herzpatienten empfehlenswert (Gehring und Klein, 2015)
(„Nordic")-Walking	+ Risikoarm (Reimers, 2018) + Positive Effekte auf Ruheherzfrequenz, Leistungsfähigkeit und (Tschentscher et al., 2013) + Gute Alternative zum Joggen aufgrund einer geringeren Wahrscheinlichkeit für Gelenkverschleiß + Ausdauertraining (sehr gut für Herzpatienten) + Beweglichkeitstraining (Gehring und Klein, 2015) + Reduktion der Gesamtmortalität um 11% + Verbesserte kardiorespiratorische Leistung + Blutdrucksenkung (Murtagh et al., 2015)	– Für „Nordic"-Walking sind technische Kenntnisse sowie Materialien (Stöcke) erforderlich (Bös et al., 2019) – Bei Herzpatienten eventuell die Aufsicht eines Arztes o.Ä. nötig – Erfordert eine regelmäßige Durchführung (Smolenski, 2018)

Sportart	Vorteile	Nachteile
Rudern	+ Ruhiges Rudern stellt für Herzpatienten kein Problem dar + Ausdauertraining + Beweglichkeitstraining (Gehring und Klein, 2015)	– Kann bei zu hohem Krafteinsatz auch schädlich sein – Kann mit Pressatmung verbunden sein → plötzlicher Blutdruckanstieg verstärkt Herz-Kreislauf-Belastung (Gehring und Klein, 2015) – Gesundheitliche Risiken vor Allem nach längerer Inaktivität und bei zu schnellem Belastungsanstieg (Wagner und Becker, 2008)
Mannschafts-sport	+ Beweglichkeitstraining + Manche Formen jedoch auch für Herzpatienten empfehlenswert wie beispielweise leichte Ballspiele (Gehring und Klein, 2015) + Bei Übergewicht vor llem für junge Personen sehr empfehlenswert (Graf, 2017b) + In Bezug auf psychische Gesundheit wird eine Reduktion der Krankheitstage bewirkt (Diehm, 2018)	– Hohes Verletzungsrisiko (Reimers, 2018) – teilweise sehr hohe Belastungen wie beispielsweise beim Basketball – nicht für Herzpatienten zu empfehlen – hohes Wettbewerbsmotiv – Schnelligkeit gefordert → nicht empfehlenswert bei Herzpatienten (Gehring und Klein, 2015)

Sportart	Vorteile	Nachteile
Schwimmen	+ Ausdauertraining + Beweglichkeitstraining + empfohlene Wassertemperatur für Herzpatienten liegt bei 27°C bis 30°C + Schwimmempfehlung: Kraul- oder Rückenschwimmen (Gehring und Klein, 2015) + Kein Risiko für Kollisionen + Steigerung der Herz-Kreislauf-Funktion (Füzéki und Banzer, 2017)	– hohe Kreislaufbelastung – reflektorische Pulsverlangsamung kann zu Herz-Rhythmusstörungen führen – Schwimmen bei Temperaturen unter 25°C für Herzpatienten nicht empfehlenswert → Blutdruck wird erhöht (Gehring und Klein, 2015) – kaum technische Voraussetzungen (Schröder und Hamann, 2017)

2. Aufgabe 2: Evidenzbasierte Sportart- und Trainingsempfehlung bezogen auf das Fallbeispiel

In dem Fallbeispiel handelt es sich um Herr Ströbel, ein 57-jähriger Mann bei dem vor kurzem eine chronische koronare Herzkrankheit diagnostiziert wurde. Er arbeitet Vollzeit als Schichtleiter in einem Unternehmen für Feinmesstechnik. Die Befunde von Herrn Ströbel weisen auf ein Körpergewicht von 95kg bei einer Größe von 175cm. Dies entspricht einem BMI von 31,02, welcher sich auf der Website des Bundeszenrums für Ernährung (https://www.bzfe.de/inhalt/bmi-rechner-5423.php) berechnen lässt. Nach den Angaben des Bundeszentrums für Ernährung (kurz: BZfE) liegt Herr Ströbel damit im Bereich des starken Übergewichts (Referenzwert: =/> 30). Des weiteren weist Herr Ströbel einen Blutdruck von 160/90, was auf einen erhöhten Blutdruck hinweist. Nach den Referenzwerten befindet sich zumindest der systolische Wert im Bereich der Hypertonie Grad 2 (160-179/100-109). Zudem ergaben die Befunde einen leicht erhöhten LDL-Cholesterinwert von 200mg/dl bei einem Referenzbereich von 70 bis

180md/dl. Herr Ströbel raucht außerdem circa 20 bis 30 Zigaretten täglich und ist vermutlich aufgrund seiner Diagnose und seiner Anstellung als Schichtleiter, bei dem ihm vermutlich viel Verantwortung zukommt, enorm gestresst. Er hat einen BDI Score (Beck-Depressions-Inventar, Fragebogen zur Erfassung von Depressionen) von 19. Dies entspricht nach den Interpretationsvorgaben von Wintjen und Petermann (2010) einer leichten Depression (Referenzwert 14 – 19).

In Bezug auf konkrete Bewegungsempfehlungen sollte zunächst mittels Ergometrie das individuelle Risiko von Herrn Ströbel erfasst werden. Auch die Nationale „VersorgungsLeitlinie" für chronische koronare Herzkrankheiten empfiehlt zunächst eine umfangreiche Untersuchung der individuellen Leistungsfähigkeit beziehungsweise Belastbarkeit sowie der Vorerkrankungen von Herrn Ströbel (Bundesärztekammer (BÄK), Kassenärztliche Bundesvereinigung (KBV) und Arbeitsgemeinschaft der Wissenschaftlichen Medizinischen Fachgesellschaften (AWMF), 2019). Dies geschieht einerseits durch eine physische (körperliche) Untersuchung und andererseits durch die Anamneseerhebung (Erfassung/Erfragung der Erkrankungsgeschichte). Die Leitlinie unterscheidet dabei vier Risikoklassen welche unterschiedliche Maßnahmen indizieren wie beispielsweise das Vorhandensein einer ärztlichen Aufsicht oder nicht.

Nachdem bei Herrn Ströbel eine Risikostratifizierung stattgefunden hat, kann er in eine der Risikoklassen eingeteilt werden und somit kann die Wahl nach einer geeigneten Sportart vereinfacht werden. Nach der Nationalen „VersorgungsLeitlinie" für chronische koronare Herzkrankheiten (BÄK, KBV, AWMF, 2019) ist die gemeinsame Entscheidungsfindung, beziehungsweise die Einbeziehung der Wünsche und Bedürfnisse des Patienten, dennoch von großer Bedeutung. Im Fallbeispiel bekam Herr Ströbel erst vor kurzem die Diagnose woraus sich schließen lässt, dass der Patient vor nicht sehr langer Zeit einen Krankenhausaufenthalt beziehungsweise einen Arztbesuch aufgrund von Beschwerden hatte. Unter diesen Umständen sollte Herr Ströbel sein Belastungsniveau erst langsam steigern.

In Bezug auf das bereits oben erwähnte Übergewicht von Herrn Ströbel wird ihm zunächst empfohlen sich regelmäßig zu bewegen wie beispielsweise während Spaziergängen. Wie bereits oben erwähnt kann regelmäßiges Spazieren gehen den Blutdruck (Iwane et al., 2000) sowie den Körperfettanteil (Thompson et al., 2004) senken. Aufgrund seines erhöhten Blutdrucks sowie des erhöhten LDL-Cholesterins könnte Herr Ströbel mit Sicherheit von diesen Effekten profitieren. In Bezug auf seinen

BDI-Score, welcher eine leichte Depression vermuten lässt, hat er zudem die Möglichkeit sich in der Natur vom Stress abzulenken (Gehring und Klein, 2015). Um täglich der bereits oben in Punkt 1. Erwähnten Empfehlung von 10.000 Schritten nachzukommen, sollte Herr Ströbel darauf achten so viele Aktivitäten, wie beispielsweise die Post wegzubringen oder bei kleinen Besorgungen, so oft wie möglich zu Fuß zu erledigen, anstatt mit dem Auto zu fahren.

Aufgrund der Dosis-Wirkungs-Beziehung, die aussagt dass intensivere Belastungen einen höheren gesundheitlichen Vorteil aufweisen, könnte Herr Ströbel je nach seinem Leistungs-/Belastungszustand das Tempo steigern. Bis hin zum Walking beziehungsweise „Nordic"-Walking, bei dem zusätzlich noch Walking-Stöcke verwendet werden um die Wirbelsäule und Gelenke zu entlasten (Gehring und Klein, 2015). Die Leistungsfähigkeit, Koordination und Ausdauer können bei Patienten nach einem akuten Koronar-Syndrom durch den frühzeitigen Einsatz von „Nordic"-Walking verbessert werden (Kocur et al., 2009). Es handelt sich dabei um eine risikoarme Sportart, das bedeutet Unfälle wie beispielweise Kollisionen sind sehr unwahrscheinlich (Reimers, 2018). Des Weiteren haben sich positive Effekte auf die Ruheherzfrequenz, Leistungsfähigkeit und die Blutdruckwerte zeigen können (Tschentscher et al., 2013). Im Gegensatz zum Joggen besteht eine geringere Wahrscheinlichkeit für Gelenkverschleiße, dennoch ist es ein gutes Ausdauertraining was bei Herzpatienten die besten Effekte aufweist (Gehring und Klein, 2015). „Nordic"-Walking ist außerdem in der Lage pathologische Reaktionen des Herz-Kreislauf-Systems auszugleichen und die Gesundheit zu steigern (Gozhenko und Usenko, 2013). Im Allgemeinen ist eine verbesserte kardiorespiratorische Leistung zu erwarten (Murtagh et al., 2015).

Nach der Nationalen „VersorgungsLeitlienie" für chronische koronare Herzkrankheiten (BÄK, KBV, AWMF, 2019) wird Patienten mit niedrigem Risiko (Risikoklasse B) wöchentlich 2 Stunden moderates bis anstrengendes Training empfohlen, bei dem jedoch lediglich 55% - 70% der Höchstleistung vom Patienten gegeben werden soll. Bei Patienten mit einem mittleren bis hohen (Risikoklasse C) dagegen sollte die körperliche Aktivität in einem individuell zusammengestellten Trainingsplan erfolgen, bei dem unter 50% der Höchstleistung vom Patienten gegeben werden. Zusätzlich wird hier noch ein wöchentliches Krafttraining von einer Stunde empfohlen. Kontraindiziert sind auf alle Fälle Sportarten beziehungsweise Bewegungsformen, bei denen es zur Pressatmung kommen kann. Dies kann eine Erhöhung des Blutdrucks zur Folge haben (Gehring und Klein, 2015).

3. Literaturverzeichnis

Abu-Omar, K., & Rütten, A. (2006). Sport oder körperliche Aktivität im Alltag? *Bundesgesundheitsblatt - Gesundheitsforschung - Gesundheitsschutz, 49*(11), 1162–1168. https://doi.org/10.1007/s00103-006-0078-5

Bauman, A. E. (2004). Updating the evidence that physical activity is good for health: an epidemiological review 2000–2003. *Journal of Science and Medicine in Sport, 7*(1), 6–19.

Bundesärztekammer (BÄK), Kassenärztliche Bundesvereinigung (KBV), Arbeitsgemeinschaft der Wissenschaftlichen Medizinischen Fachgesellschaften (AWMF). Nationale VersorgungsLeitlinie Chronische KHK – Langfassung, 5. Auflage. Version 1. 2019

Bös, K., Gunst, A., Klemm, K., Wittelsberger, R., & Tiemann, M. (2019). *Kursmanual: Walking und Nordic Walking*. Aachen: Meyer & Meyer Verlag.

Diehm, C. (2018). Welche Sportarten sind für die Psyche am besten? *CardioVasc, 18*(6), 56–57.

Füzéki, E., & Banzer, W. (2017). Bewegungsformen: Empfehlungen. In V. Oertel, & S. Matura (Hrsg.), *Bewegung und Sport gegen Burnout, Depressionen und Ängste* (S. 99–103). Berlin Heidelberg: Springer.

Gehring, J., & Klein, G. (2015). *Leben mit der koronaren Herzkrankheit*. München: Springer Medizin.

Gozhenko, E. A., & Usenko, E. A. (2013). Clinicopathogenetic reasoning of the use of therapeutic dosed "Nordic walking" in patients with combined cardiovascular disease. *Zaporožskij Medicinskij Žurnal*, (4), 69–72.

Graf, C. (2017a). Empfehlungen für gesundheitswirksame körperliche Aktivität im Kindes- und Erwachsenenalter. In W. Banzer (Hrsg.), *Körperliche Aktivität und Gesundheit* (S. 61–66). Berlin, Heidelberg: Springer Verlag.

Graf, C. (2017b). Bewegung: Gesundheit erhalten – Krankheit vermeiden. *Ernährung und Bewegung - Wissenswertes aus Ernährungs- und Sportmedizin*, , 23–40.

Guéguen, N., Meineri, S., & Bretthauer, J. (2013). Die Vorteile von Gartenarbeit. In N. Guéguen, S. Meineri, & J. Bretthauer (Hrsg.), *Natur für die Seele: Die Umwelt und ihre Auswirkungen auf die Psyche* (S. 39–56). Berlin Heidelberg: Springer.

Iwane, M., Arita, M., Tomimoto, S., Satani, O., Matsumoto, M., Miyashita, K., & Nishio, I. (2000). Walking 10,000 Steps/Day or More Reduces Blood Pressure and Sympathetic Nerve Activity in Mild Essential Hypertension.. *Hypertension Research, 23*(6), 573–580. https://doi.org/10.1291/hypres.23.573

Kocur, P., Deskur-Śmielecka, E., Wilk, M., & Dylewicz, P. (2009). Effects of Nordic Walking training on exercise capacity and fitness in men participating in early, short-term inpatient cardiac rehabilitation after an acute coronary syndrome — a controlled trial. *Clinical Rehabilitation, 23*(11), 995–1004.

Murtagh, E. M., Nichols, L., Mohammed, M. A., Holder, R., Nevill, A. M., & Murphy, M. H. (2015). The effect of walking on risk factors for cardiovascular disease: An updated systematic review and meta-analysis of randomised control trials. *Preventive Medicine, 72*, 34–43.

Piepoli, M. F., Hoes, A. W., Agewall, S., Albus, C., Brotons, C., Catapano, A. L., . . . Zamorano, J. L. (2016). 2016 European Guidelines on cardiovascular disease prevention in clinical practice. *European Journal of Preventive Cardiology, 23*(11).

Reimers, C. D. (2018). Gesundheitliche Auswirkungen körperlicher Aktivität und Inaktivität. In C. Reimers, A. Straube, & K. Völker (Hrsg.), *Patienteninformationen Sport in der Neurologie – Empfehlungen für Ärzte: Mit den häufigsten Begleiterkrankungen* (S. 7–14). Berlin Heidelberg: Springer.

Schröder, K., & Hamann, A. (2017). Bewegung und Diabetes mellitus. In W. Banzer (Hrsg.), *Körperliche Aktivität und Gesundheit* (S. 173–188). Berlin Heidelberg: Springer Verlag.

Smolenski, U. C. (2018). Gehtraining. In U. Teichgräber, R. Aschenbach, D. Scheinert, & A. Schmidt (Hrsg.), *Periphere arterielle Interventionen* (S. 41–47). Berlin, Heidelberg: Springer.

Thompson, D. L., Rakow, J., & Perdue, S. M. (2004). Relationship between Accumulated Walking and Body Composition in Middle-Aged Women. *Medicine & Science in Sports & Exercise*, , 911–914.

Tschentscher, M., Niederseer, D., & Niebauer, J. (2013). Health Benefits of Nordic Walking. *American Journal of Preventive Medicine, 44*(1), 76–84.

Wagner, A., & Becker, A. (2008). Die Rolle von Sport als Medizin in der hausärztlichen Praxis am Beispiel der koronaren Herzkrankheit. *ZFA - Zeitschrift für Allgemeinmedizin, 84*(3), 125–140.

Wintjen, L., & Petermann, F. (2010). Beck-Depressions-Inventar Revision (BDI–II). *Zeitschrift für Psychiatrie, Psychologie und Psychotherapie, 58*(3), 243–245.